OBSERVATIONS PRATIQUES

SUR LES

EAUX MINÉRALES GAZEUSES

FACTICES,

Par Ph. SAVARESSE,

Honoré d'un premier Prix, d'un Accessit, de plusieurs Médailles d'or, d'argent et de bronze,

Qui lui ont été décernés

PAR LE GOUVERNEMENT

Et par les Sociétés Savantes.

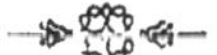

A PARIS,

Chez l'Auteur, 40, rue des Marais-du-Temple.

1841.

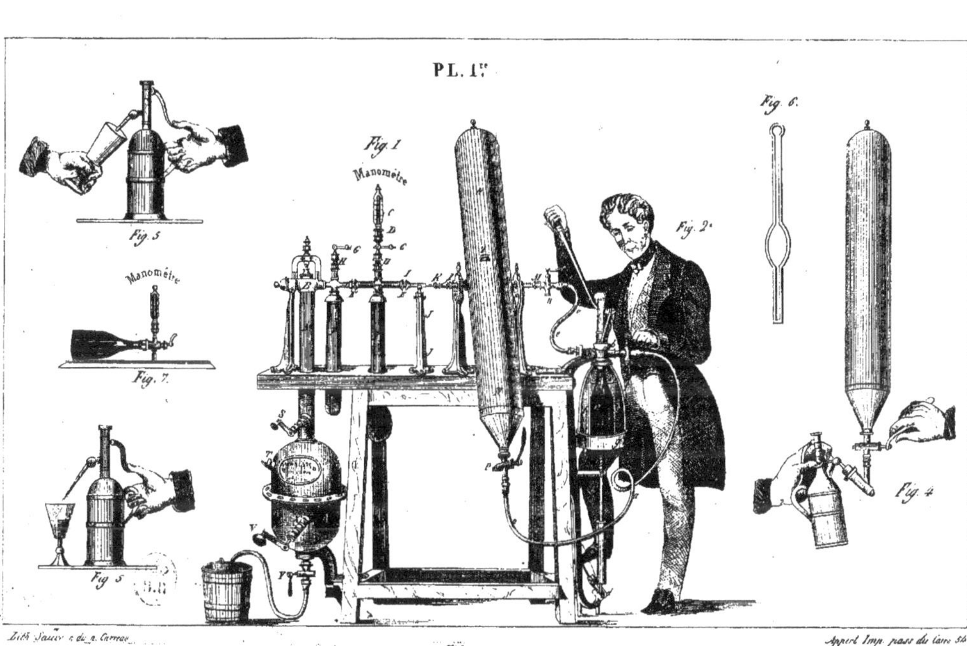

Lith. Sauve r. du n. Carreau

Appert Imp. pass. du Caire 54

OBSERVATIONS PRATIQUES

SUR LES

EAUX MINÉRALES GAZEUSES FACTICES.

La préparation des eaux minérales factices gazeuses a toujours présenté de grandes difficultés, en raison de la forte pression sous laquelle les appareils doivent fonctionner; car c'est ordinairement de six à dix atmosphères de pression intérieure qu'il faut opérer pour obtenir la saturation des eaux gazeuses. Cette puissance est énorme, si on la compare à celle des machines à vapeur, même celles à haute pression qui ne fonctionnent pas à plus de cinq atmosphères; aussi les appareils à dégager le gaz acide carbonique doivent-ils être confectionnés avec soin et réglés sur des diamètres peu étendus, car on sait que les puissances dinamiques n'augmentent qu'en raison des surfaces diamétrales.

Tel est le principe sur lequel nos appareils ont été calculés, de manière à ce qu'ils offrent toute sécurité dans leur manœuvre. En les faisant connaître, ainsi que les vases siphoïdes dont nous sommes les inventeurs, nous espérons populariser l'usage des boissons gazeuses dont les besoins se font sentir dans beaucoup de localités qui n'ont pas encore de fabrique d'eaux minérales. C'est surtout à la difficulté de faire fonctionner les appareils, à leurs prix élevés et à l'emplacement considérable qu'ils exigent qu'il faut attribuer le peu d'étendue de cette industrie. Les appareils dont nous allons parler sont établis de manière à éviter tous ces inconvénients, car ils sont d'un très petit volume; ils n'exigent que peu d'emplacement; ils sont très portatifs, d'autant plus qu'aucun scellement à demeure n'est nécessaire pour les poser. Ils réunissent, sur le même banc, le récipient générateur dans lequel s'opère le dégagement du gaz, les vases laveurs, le cylindre saturateur et la machine à mettre en bouteilles, à l'aide de laquelle le bouchon est chassé par un moyen mécanique. Chacun, sans étude préalable, peut les faire manœuvrer et obtenir de l'eau gazeuse en quelques minutes. Leur prix, comparé à celui des autres appareils en usage aujourd'hui, est moins élevé de moitié.

On peut, à l'aide de ces appareils, faire toutes sortes de boissons gazeuses. La fabrication des vins mousseux ne sera plus désormais, nous l'espérons, une impossibilité; car on pourra se livrer à des essais et à des expériences qui n'ont pu se faire aussi facilement avant nos appareils. Nous en avons de plusieurs dimensions : les plus petits peuvent servir à faire 200 bouteilles de liquide gazeux par jour; avec les plus grands on pourrait en faire jusqu'à 1,200.

Les perfectionnements que nous avons apportés dans cette industrie permettront à tous les pharmaciens, à ceux même des petites villes de province, de s'y livrer avec avantage et de lui donner un développement plus ou moins étendu, selon les ressources de leur localité.

Nous croyons avoir résolu le problême de parvenir à répandre la fabrication des eaux minérales jusque dans les plus petites localités ; puisqu'il y a à peine un an que notre système est connu, seulement à la Pharmacie Centrale des hospices de Paris, et que beaucoup de pharmaciens l'ont adopté, et préparent des eaux minérales, ce qu'ils n'avaient pu faire avant, à cause du peu d'importance du débit des eaux dans beaucoup de villes, dont les ressources ne permettaient pas de supporter les frais qu'exigent les autres systèmes.

Tout ce que nous pourrions dire de nos appareils ne saurait en faire apprécier la supériorité aussi bien que l'exposé clair et simple qu'en a fait M. Soubeiran, pharmacien en chef des hospices de Paris. Nous renvoyons à ce travail remarquable et nous nous bornons à une seule citation.

Après avoir passé en revue tous les systèmes mis en usage pour la fabrication des eaux minérales, et en avoir fait la comparaison avec le nôtre, M. Soubeiran ajoute :

« L'appareil pour les eaux minérales, tel que M. Sa-
« varesse l'a modifié, est simple dans sa construction ;
« il ne contient aucune pièce qui exige de réparations
« fréquentes ; la manœuvre en est facile, le prix n'en
« est pas très élevé ; aussi le regardons-nous comme
« étant d'un grand avantage pour les fabrications res-
« treintes et dont le débit ne saurait permettre une
« grande dépense. »

Ce passage est extrait d'un rapport très étendu sur les appareils pour la fabrication des eaux minérales, fait au nom de MM. Orfila, Husson, Labarraque, et Soubeiran rapporteur, et adopté par l'Académie Royale de Médecine, dans sa séance du 19 mars dernier.

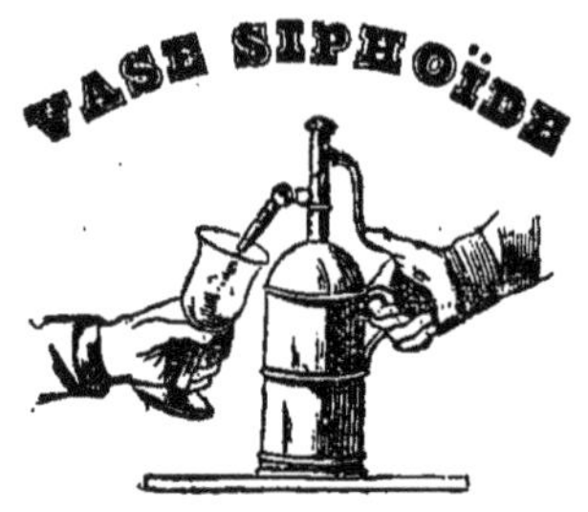

Des Vases siphoïdes.

Personne ne l'ignore, la fabrication de l'eau gazeuse dans les appareils n'est pas la seule difficulté; il reste encore à faire passer le liquide du cylindre saturateur dans les bouteilles de verre, opération d'autant plus difficile que la puissance du gaz est toujours prête à agir sur les moindres ouvertures; il faut donc que la bouteille soit parfaitement adhérente avec l'appareil. Cette difficulté étant levée, il reste encore à boucher la bouteille sans perdre le gaz. Il se présente un nouvel inconvénient : c'est la mauvaise qualité des bouteilles ; source fréquente d'accidents ruineux.

Malgré les récompenses que la Société d'Encouragement pour l'industrie nationale a offertes aux manufacturiers de verreries (1), ceux-ci ne sont pas encore parvenus à livrer au commerce des bouteilles d'une résistance suffisante pour mettre les ouvriers à l'abri de tout danger,

(1) La Société d'Encouragement pour l'Industrie nationale, au nombre des prix qu'elle a mis au concours pour diverses industries, en a fondé un de 3,000 fr. pour être décerné au fabricant qui aura fourni les meilleures bouteilles de verre destinées à contenir les vins mousseux et les eaux gazeuses.

et le fabricant d'eaux minérales à couvert d'une perte qui rend les bénéfices d'autant moins certains que les chances de casse sont plus variables.

Les vases siphoïdes, dont nous allons parler, offrent toute la sécurité désirable, puisqu'ils peuvent résister à une tension de soixante atmosphères, tandis que la plupart des bouteilles de verre cassent à huit atmosphères de pression.

Le rapport de M. Soubeiran va nous fournir un nouvel extrait relatif aux vases de notre invention :

« Les vases siphoïdes, dont nous allons nous occuper maintenant, dit le rapport, sont une partie tout-à-fait neuve dans la fabrication des eaux minérales; chacun sait que lorsque l'on vient de déboucher une bouteille d'eau gazeuse, la vive effervescence qui se fait entraîne souvent une quantité plus ou moins grande du liquide; en outre le buveur est partagé entre le double inconvénient de perdre une partie de gaz contenue dans son verre, s'il s'occupe de reboucher aussitôt la bouteille, ou de laisser affaiblir l'eau qu'elle contient, s'il commence par boire celle qu'il s'est versée. Chacun a encore appris par sa propre expérience que, pour peu que l'on tarde à boire la totalité d'une bouteille d'eau gazeuse, les dernières parties que l'on se verse sont à peine chargées de gaz; il faut ajouter à ces inconvénients le danger sans cesse imminent auquel se trouve exposé celui qui est dans le voisinage d'une bouteille fortement chargée. Ce sont ces inconvénients auxquels M. Savaresse a eu l'idée de se soustraire; il a dû pour y parvenir faire usage de vases en grès suffisamment résistants, et adapter à ces vases un mécanisme en étain qui permet de les remplir d'eau gazeuse et de les vider par parties, sans les déboucher. Tel est le but que remplissent les vases siphoïdes.

Nous n'avons pas voulu laisser ces résultats si nettement établis sans une confirmation pratique ; à cet effet, nous avons retiré, de deux heures en deux heures, un verre d'eau d'une bouteille siphoïde, et nous avons déterminé la quantité de gaz contenue dans chaque verrée ; l'expérience a donné pour chacune un volume de gaz sensiblement égal ; aussi le dernier verre que l'on boit est au même état de saturation que le premier. C'est l'avantage que précisément on attendait des vases siphoïdes.

« Nous avons reconnu que le premier verre d'eau retiré d'un vase siphoïde était moins chargé de gaz que le premier verre obtenu d'une bouteille d'eau gazeuse ordinaire ; mais aussi tous les autres verres tirés d'un vase siphoïde sont aussi forts et également chargés de gaz, tandis que le deuxième tiré d'une bouteille de verre a déjà perdu plus de la moitié de son gaz et les autres presque entièrement. A l'avantage de fournir les eaux plus également chargées, ajoutons encore, en faveur des vases siphoïdes, l'économie sur les bouchons, les ficelles et sur la casse des bouteilles qui se renouvelle à chaque opération ; disons aussi que les bouteilles de verre, malgré tous les soins de l'opérateur, peuvent néanmoins perdre tout leur gaz par la mauvaise qualité du bouchon. Les vases siphoïdes ne sont pas non plus tous exempts de cet inconvénient, mais ce qu'il y a au moins de bon, c'est que si le vase a perdu son gaz, l'eau n'étant plus pressée à la surface ne s'élève pas dans le siphon, et que, dans ce cas, le consommateur ne peut être trompé sur la qualité du liquide, comme cela arrive avec les bouteilles de verre qui ont perdu leur gaz.

« La perte du gaz dans les vases siphoïdes peut dépendre de l'ajustage de fermeture. Ce fait signalé, nous espérons que M. Savaresse, dont l'esprit inventif s'est montré à nous avec tant d'avantage dans les expériences qui ont précédé ce rapport, simplifiera et perfectionnera encore son œuvre. Car le principe suivant lequel il a opéré est bon, l'application est heureuse, et, nous en sommes sûrs, les vases siphoïdes deviendront d'un usage général.

« Nous nous résumons en disant que M. Savaresse a introduit des modifications avantageuses dans la fabrication des liquides chargés de gaz acide carbonique; que l'idée sur laquelle il a construit les vases siphoïdes est heureuse et réalise une amélioration évidente; que, dès aujourd'hui, ils remplissent la condition de fournir au buveur un liquide gazeux toujours également saturé.

« En conséquence, nous pensons que l'Académie doit voir avec intérêt la communication qui lui a été faite, et nous lui demandons d'adresser des remerciements à M. Savaresse, l'auteur du travail, et à M. le docteur Douillet, qui l'a communiqué à l'Académie.

« Signé : Labarraque,
« Husson,
« Orfila,
« Soubeiran, *rapporteur*.

« Lu et adopté le 9 mars 1841.

« *Le Secrétaire perpétuel :*
« E. Pariset. »

Guidés par les conseils du savant rapporteur, nous avons déjà fait des modifications importantes dans les vases siphoïdes, et nous en avons aussi réduit le prix de 20 pour cent.

Malgré tous ces avantages, nos vases, nous le prévoyons bien, subiront le sort de toutes choses nouvelles : la routine leur suscitera des adversaires; aussi conseillons-nous de les exploiter conjointement avec les bouteilles de verre, et de laisser au public l'appréciation et le choix; de cette manière, les pharmaciens qui adopteront les vases siphoïdes auront certainement sur leurs concurrents l'avantage de fournir chez les consommateurs l'un et l'autre système, c'est-à-dire les vases et les bouteilles de verre.

MM. les pharmaciens, qui ont déjà un appareil, n'auront pas besoin de faire l'acquisition du nôtre pour se servir des vases siphoïdes; il leur suffira seulement d'une pièce à embouteiller, dont la dépense n'excédera pas 10 francs.

Un seul ouvrier peut remplir de quatre à cinq cents vases par heure.

Nous offrons d'envoyer une demi-douzaine de vases, à la demande des personnes qui voudront en faire l'essai. Ces vases seront remis à titre de dépôt, et sans rétribution, à la seule charge de les renvoyer francs de port.

Nous ferons des cessions de brevet, au nom de ceux qui le désireront, pour un ou plusieurs départements, et pour un prix modéré, mais qui sera toujours proportionné à l'importance des départements cédés.

Le cessionnaire du brevet pour un département a, conformément à la loi, le brevet en son nom, et il peut faire des sous-cessions et accorder le droit de se servir des vases siphoïdes dans toutes les villes et hôpitaux du département.

Nota. Il suffit de cinq cents vases pour exploiter une des plus grandes villes de province; cent à deux cents sont suffisants dans les villes de second ordre, où les vases peuvent être rapportés à l'établissement aussitôt qu'ils sont vides.

Afin d'éviter des demandes inutiles, nous donnons la liste des départements dans lesquels nous avons déjà cédé nos droits pour faire usage des vases siphoïdes.

Ce sont les départements d'Ille-et-Vilaine, de la Nièvre, du Rhône, de la Sarthe, de la Seine, de Seine-et-Marne, de Seine-et-Oise, de la Seine-Inférieure, du Calvados, de l'Aube, de la Haute-Garonne et du Cher.

Détail des frais que nécessite la fabrication des eaux gazeuses.

Le coût des matières premières et de la main-d'œuvre, pour la saturation de l'eau de Seltz, est toujours très peu considérable, quel que soit le système employé; mais les plus fortes dépenses consistent dans le prix des bouchons et des ficelles, dans la mise en bouteilles, et surtout dans la casse, qui, pour les bouteilles neuves, n'est pas moindre d'une sur dix.

Les vieilles bouteilles, qui ont déjà été soumises à une épreuve, offrent plus de sécurité : leur casse n'excède pas cinq pour cent; c'est pour cela que les fabricants les reprennent pour vingt-cinq centimes, tandis qu'ils ne paient les neuves que vingt centimes.

L'avantage qu'offrent les vases siphoïdes pour le débit des liquides gazeux, est d'autant plus remarquable que les frais sont moins considérables que ceux occasionnés par les bouteilles de verre, ainsi que nous allons le démontrer en peu de mots :

Supposons qu'un hospice ait besoin de cent bouteilles d'eau de Seltz par jour pour ses malades, il faudra, pour ce service, au moins deux cents bouteilles de verre, dont cent pleines et cent vides.

Dans cette position, examinons les frais annuels de cette fourniture :

Pour deux cents bouteilles.	48 fr.	»
Intérêt de ce capital.	2	40
Somme à reporter. . . .	50 fr.	40

Report. . . .	50	40
Cent bouteilles par jour donnent pour l'année 36,500, c'est donc autant de bouchons qu'il faut, à 18 fr. le mille; mais, en raison de la perte des bouchons défectueux, le mille revient ordinairement à 20 fr., ce qui fait pour 36,500 . . .	730	»
L'expérience a démontré que le posage des bouchons, la dépense des ficelles et leur placement pour fixer le bouchon, ne coûtait pas moins de 2 c. par bouteille, ce qui fait encore une somme de. . . .	730	»
Le coût des matières premières, telles que l'acide, le blanc, et celui de la main-d'œuvre, revient à environ 3 c., ce qui fait	1095	»
Total. . . .	2605 fr.	40

Si nous déduisons les 48 fr. pour l'achat des deux cents bouteilles, nous trouverons qu'il reste 2555 fr. ce qui fait que l'eau gazeuse revient à 7 c. par bouteille (1).

Pour faire le même service, nous allons maintenant nous servir des vases siphoïdes, qui coûtent vingt fois plus cher que les bouteilles de verre, et qui donneront cependant une notable économie.

Chacun de ces vases peut revenir à 4 fr. pièce, soit, pour les deux cents vases nécessaires au service de l'hospice, un capital de.	800 fr.	»
A reporter. . . .	800 fr.	»

(1) A Paris, la bouteille d'eau de Seltz, non compris le verre, se vend 15 c. En déduisant 7 c. pour le prix de revient de l'eau de Seltz, il resterait encore un bénéfice énorme de plus de 100 p. 0/0; mais la casse le réduit à 25 p. 0/0; car c'est à peu près là le chiffre des profits que font les fabricants de Paris.

Report. . .	800 f.	»
Pour l'intérêt de ce capital	40	»
Pour les matières premières, ainsi que pour la main-d'œuvre, nous reportons comme aux autres, 3 c. par bouteille, ci	1095	»
Pour frais d'entretien et de réparations éventuelles.	100	»
Total. . .	2035	»

Sur laquelle somme nous avons à déduire le capital des 200 vases siphoïdes qui est de 800 fr., il reste 1235 fr. (1), tandis que le service fait avec les bouteilles de verre a coûté 2555 fr. Ainsi les vases siphoïdes auront donc économisé une dépense de 1320 fr. dans le cours d'une année.

Si l'on établit cette comparaison sur une fabrique débitant jusqu'à mille bouteilles par jour, on sera étonné de l'énorme avantage résultant de l'emploi des vases siphoïdes.

On voit que nous n'avons pas tenu compte de la casse. Nous admettons que cette chance est égale pour les bouteilles de verre et pour les vases en grès, quoique nos vases soient cent fois moins cassants que les bouteilles de verre, puisqu'ils peuvent résister à soixante atmosphères de pression, tandis que les plus fortes bouteilles de verre ne résistent pas à plus de quinze atmosphères.

Un calcul sur la casse eût certainement été à notre avantage, cela est incontestable, attendu que nos vases, une fois essayés, ne cassent plus que par accident ; et

---

(1) Nous déduisons la valeur des bouteilles de verre comme celle des vases siphoïdes, attendu que ce capital reste le même pour l'année suivante.

cette chance est encore moins grande qu'avec les bouteilles de verre; ajoutons que lorsqu'un vase casse, il n'y a que le grès de perdu; l'appareil de fermeture se replaçant en cinq minutes et à peu de frais, sur un autre vase.

On comprend que l'économie que nous obtenons par l'emploi de nos vases provient en partie des bouchons, des ficelles et de la main-d'œuvre; cette dépense se renouvelle à chaque bouteille de verre; tandis que notre bouchon, se plaçant une fois pour toutes sur chaque vase, se trouve pour ainsi dire perpétuel. Ainsi, lorsqu'une bouteille de verre a servi cent fois à livrer de l'eau gazeuse, elle a dépensé en bouchons et en ficelle, presque la valeur d'un vase siphoïde.

Le succès de nos vases est désormais assuré; car depuis deux ans qu'ils sont en usage, les demandes ont toujours été en croissant, et l'établissement ne peut suffire à celles qui lui sont faites.

Avant de terminer, nous dirons deux mots sur l'effet que produisent les changements de température sur les liquides gazeux.

Le gaz qui reste dans l'eau, après que l'on a débouché une bouteille de verre, ne s'y maintient que par la pression atmosphérique, et toutes les eaux gazeuses, fortes ou faibles, seront toujours ramenées à cette pression, aussitôt après leur mise en liberté; mais la pression atmosphérique peut retenir plusieurs volumes de gaz suivant que la température est plus ou moins basse: à 0, par exemple, l'eau en gardera plusieurs volumes, tandis qu'à une température de 20 degrés au-dessus de 0 le dégagement sera très rapide; c'est pour cette raison que l'on conseille de tenir au frais les eaux gazeuses, et que l'on frappe de glace les vins mousseux, afin de pouvoir les déboucher sans qu'ils perdent leur gaz.

J'ai aussi remarqué que le gaz se dégageait dans certains verres plus promptement que dans d'autres. J'ai d'abord cru que cela dépendait de la température du liquide ou du verre ; mais après examen, j'ai reconnu que ce dégagement était produit par une autre cause.

Ainsi toutes les fois que l'on introduira des corps rugueux dans un liquide gazeux, cela occasionnera subitement un nouveau dégagement de gaz.

J'ai imaginé, d'après ces données, un petit instrument avec lequel on peut reconnaître de suite si un liquide contient du gaz. C'est une petite balle d'étain enduite d'un vernis à l'esprit de vin et saupoudrée de verre pilé : lorsque le vernis est sec et que le verre est suffisamment adhérent, on plonge cette balle, suspendue à un fil, dans le liquide, et l'on voit aussitôt toutes les aspérités formées par le verre pilé se couvrir de petites bulles de gaz, qui augmentent à vue d'œil et se dégagent successivement.

Le verre dépoli a aussi la propriété de faire dégager le gaz, mais d'une manière beaucoup moins énergique. On peut par ce moyen faire paraître du vin de champagne plus gazeux qu'il ne l'est réellement ; il suffit de gratter le fond des verres avec une pointe d'acier.

Je suppose que ce phénomène a lieu par un courant électrique.

Lettre de M. le docteur Douillet.

M. Savaresse, à Paris.

Je m'empresse de vous annoncer que l'Académie royale de Médecine, dans sa séance du 9 mars, a écouté avec un vif intérêt un rapport qui lui a été fait sur votre appareil à eaux minérales gazeuses et sur vos vases siphoïdes. J'ai l'honneur de vous envoyer le rapport et la lettre que m'adresse, à cette occasion, M. le secrétaire perpétuel de l'Académie.

Je suis heureux d'avoir soumis à l'examen de l'Académie, des questions qui ont été, sous le rapport scientifique, si bien approfondies par la commission, et j'ajoute moi-même avec plaisir quelques considérations médicales, sur lesquelles M. le rapporteur n'avait pas mission de porter son examen.

Les eaux minérales naturelles qui contiennent le gaz acide carbonique en dissolution, rendent depuis un temps immémorial de si grands services à la médecine que leurs propriétés bienfaisantes ont fait naître l'idée de les préparer artificiellement. Néanmoins, j'ai eu souvent occasion d'observer que, ceux qui faisaient usage de ces eaux factices trop fortement chargées éprouvaient parfois une distension très grande de l'estomac, des flatuosités insupportables, un commencement d'ivresse et de la pesanteur à la tête; phénomènes de courte durée et sans conséquence, si le buveur était d'ailleurs bien portant. Mais lorsque j'ai ordonné l'eau acidulée gazeuse dans les maladies du tube digestif, j'ai toujours rencontré les effets les plus inconstants; j'en ai cherché la cause et je l'ai trouvée, d'une manière incontestable, dans l'inégalité de la saturation des eaux. Cet inconvénient avait déjà été remarqué en Angleterre;

car c'est pour y remédier qu'on a imaginé d'employer de petites bouteilles dont la contenance n'est que d'une verrée; la saturation étant convenable, il est certain que ce mode n'a pas l'incommodité de nos bouteilles, dont la première verrée est souvent trop gazeuse, et la dernière trop faible.

Dans la conviction où j'étais que l'efficacité des eaux gazeuses dépendait de la proportion de l'acide carbonique, je m'empressai d'examiner les vases siphoïdes aussitôt qu'ils parurent, et j'ai constaté, après en avoir recommandé l'usage à mes malades, les effets salutaires de l'eau qu'ils contiennent, qui est toujours saturée, dans des proportions convenables et uniformes et avec laquelle j'ai constamment obtenu les meilleurs effets.

J'ai remarqué que le vase siphoïde, à l'égard du gaz qu'il contient représente exactement la source naturelle d'eau minérale gazeuse, qui toujours fournit de l'eau également saturée d'acide carbonique; c'est pourquoi j'ai donné connaissance à l'Académie royale de Médecine de cette invention aussi utile qu'agréable. Une commission a été nommée pour faire un rapport. Ma demande et votre travail ont été accueillis favorablement, et je me félicite de voir mes expériences confirmées par M. Soubeiran, rapporteur de la commission, car il dit dans l'un des passages de son rapport: « qu'un consommateur qui boit une bouteille d'eau gazeuse dans l'espace d'une demi-heure, a tout au plus, un cinquième de volume de gaz dans le dernier verre, le premier contenant quatre à cinq volumes; tandis qu'avec les vases siphoïdes chaque verrée contient la même quantité de gaz; et lors même que le dernier verre est tiré 48 heures après les autres, il contient comme le premier deux volumes et demi de gaz. »

Cette expérience est très concluante, et le savant rapporteur de la commission a voulu signaler à l'Académie ce fait important, bien persuadé qu'il deviendra d'une grande utilité pratique.

Agréez, je vous prie, Monsieur, l'assurance de la considération la plus distinguée.

Le docteur DOUILLET.

Académie Royale de Médecine.

Paris, le 27 avril 1841.

Le Secrétaire perpétuel à M. le docteur Douillet.

Monsieur et très honoré confrère,

L'Académie Royale de Médecine a entendu, dans la séance du 9 mars, le rapport des commissaires auxquels elle avait confié le soin d'examiner les appareils de M. Savaresse. Ce rapport, étant textuellement imprimé dans le bulletin de la compagnie, il serait inutile de vous en donner ici l'extrait; mais je ne dois pas vous laisser ignorer que, sur la proposition de sa commission, l'Académie a voté des remerçiements à M. Savaresse, pour avoir fait les appareils, à vous pour les lui avoir communiqués.

J'ose donc vous prier de faire part de cette lettre à M. Savaresse, et vous prie de recevoir, tous les deux, l'hommage de la considération avec laquelle j'ai l'honneur d'être, Monsieur et très honoré confrère, votre très humble et obéissant serviteur.

E. PARISET.

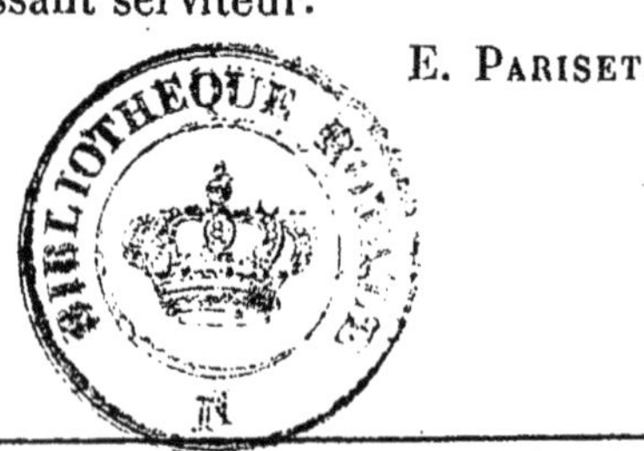

Paris.— Imprimerie de A. APPERT, passage du Caire, 54.

SOMMAIRE

Des Matières contenues dans la Notice sur les Eaux Minérales gazeuses, par Ph. Savaresse; et que l'on trouve chez l'Auteur. Prix : 2 fr. 50 et 3 fr. par la poste.

Paris.—Imprimerie de A. APPERT, Éditeur de la BIOGRAPHIE DU CLERGÉ CONTEMPORAIN, Passage, du Caire, 54.

www.ingramcontent.com/pod-product-compliance
Ingram Content Group UK Ltd.
Pitfield, Milton Keynes, MK11 3LW, UK
UKHW020454220726
13923UKWH00006B/2529

9 782019 636951